Introduction

I0441468

Après plusieurs années de recherches sur l'énergie sexuelle , j'ai décidé d'écrire ce livre pour transmettre mon savoir et pour t'aider à devenir meilleur au lit .Le sujet de l'énergie sexuelle me passionne de par son importance et aussi de par le plaisir qu'il peut apporter .Faire l'amour comme un acteur de porno peut changer ta vie surtout si tu n'es pas bon au lit .T u retrouveras une joie et une satisfaction unique que même l'argent ne peut t'apporter (dans certaines situations) .Ce livre va t'aider à améliorer ton niveau de performance au lit petit à petit .je ne te promet pas une formule magique qui peut avoir des effets secondaires dangereux ! Mais une méthode solide, naturelle et basée sur le savoir taoïste ancien.

Cette méthode non seulement va te permettre de devenir le meilleur au lit, mais aussi elle va te permettre de sentir bien dans ton corps et dans la vie en général .Le sexe affecte non seulement ta vie amoureuse mais aussi tous les autres aspects de la vie .Il peut améliorer ta carrière, ta vie sociale en te donnant une plus grande confiance en soi.

Ce livre est destiné non seulement à celui qui souffre de problème sexuel (trouble l'érection, impuissance, éjaculation précoce, éjaculation nocturne fréquente …).Mais aussi à celui qui veut   augmenter son énergie sexuelle et jouir d'une sexualité épanouie tout au long de sa vie.

Il faut savoir que nous avons chacun, une énergie sexuelle propre à nous .Certain naissent avec plus d'énergie que d'autre et ils sont bon au lit .D'autre malheureusement ont moins d'énergie et souffrent de problèmes sexuelles : impuissance, éjaculation précoce ….

Mais la bonne nouvelle c'est que tu peux changer ton énergie sexuelle .Autrement dit tu peux l'augmenter ! Et ce livre va te montrer exactement comment faire pour être le meilleur amant que ta partenaire n'aie jamais connu.

Même si tu es déjà bon au lit, tu peux encore t'améliorer avec ma méthode .Tu apprendras comment maintenir cette énergie sexuelle que tu as et même l'augmenter.

Cette méthode est le fruit de plusieurs années de lecture sur le sujet du sexe. Elle est basée sur les secrets taoïstes du sexe. Il faut savoir que chez les taoïstes l'énergie sexuelle est tellement importante, qu'ils ont développé une méthode qui permet de conserver l'éjaculation appelé « Kung-fu sexuelle ».Cette méthode a été transmise secrètement d'une personne à l'autre jusqu'à ce qu'elle soit révélée au grand publique il y'a quelques années.

Grâce à la méthode contenu dans ce livre tu vas non seulement augmenter ton énergie sexuelle , faire l'amour non-stop sans éjaculer (ou du moins éjaculer quand tu décides) .Tu vas aussi améliorer ta santé générale , augmenter ton énergie pour mieux profiter de la vie ,des amis et de la famille mais tu vas aussi attirer beaucoup de bonnes choses .Il est possible que ton salaire augmente et cela pour la simple raison que l'argent et lié à l'énergie sexuelle .Des études scientifiques ont constaté le rapprochement entre argent/énergie sexuelle .Napoleon Hill l'auteur du best-seller de tous les temps consacre un chapitre entier dans son fameux livre « pensez et devenez riche » où il révèle qu'il est essentiel de fructifier l'énergie sexuelle afin d'attirer l'abondance .Parmi tous les hommes riches qu'il a étudié pendant les 35 ans de recherches , il a constaté que ces hommes avaient une grande énergie sexuelle .

C'est vraiment dommage que de nos jours on nous n'enseigne pas l'importance de la vie sexuelle, et comment le sexe est étroitement lié à tous les aspects de notre vie et que la réussite dépend de l'énergie sexuelle.

Ce livre se divise en deux partie .Dans la première je te montrer comment augmenter/conserver ton énergie sexuelle naturellement. Cette partie et très important et c'est la base de ma méthode. Je te rappelle qu'il existe des moyens naturels pour augmenter ton énergie

COMMENT DEVENIR UN ACTEUR PORNO

Le guide complet pour faire l'amour non-stop

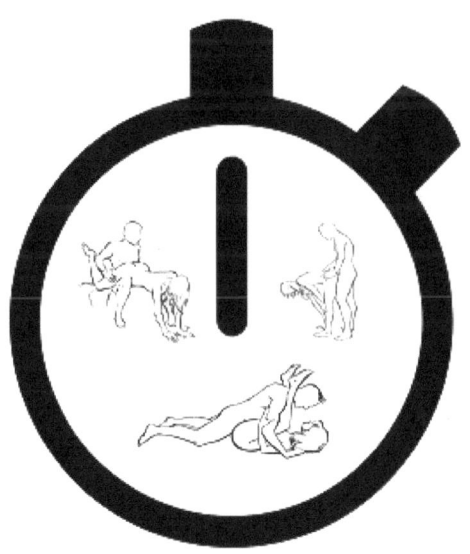

Nazeem Nour

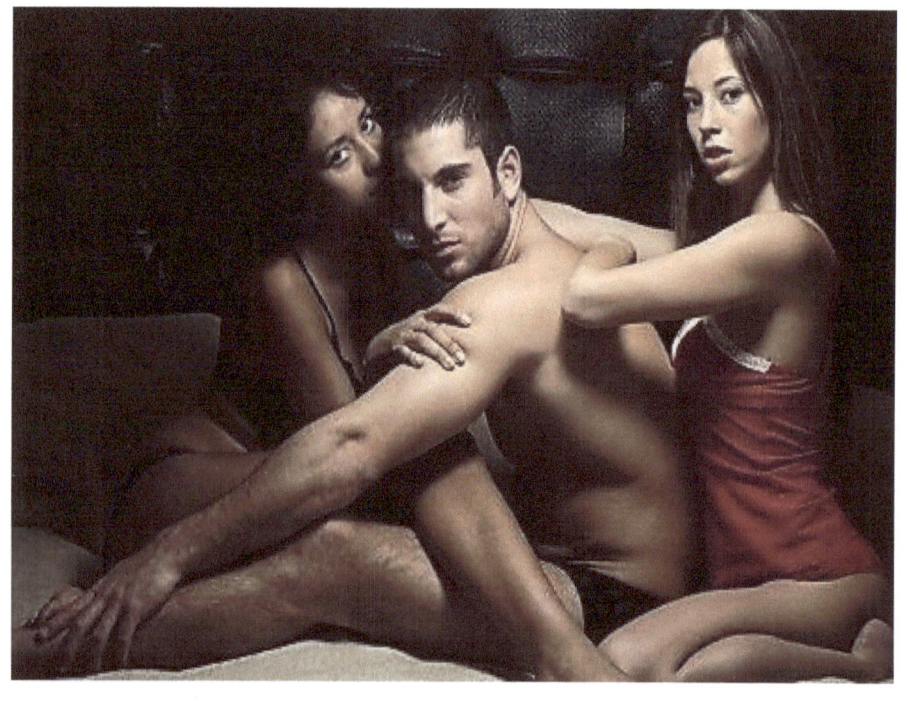

sans avoir recours aux comprimés et autres artifices qui n'agissent que temporairement.

La seconde partie te montre comment contrôler ton éjaculation pour durer longtemps pendant l'acte de l'amour.

Ces deux partie vont ensemble et tu ne peux pas ignorer l'une d'entre elle .C'est toute la méthode qui va te permettre de jouir d'une sexualité exceptionnelle !

En l'espace de quelques semaines voir quelques mois, tout dépend de ton engagement, tu pourras transformer ta vie sexuelle. Tu pourras faire l'amour pendant 20, 30 minutes voir des heures sans éjaculer. Tu remarqueras aussi que ta personnalité change : tu as plus de confiance en toi, tu sais ce que tu veux de la vie. Tu attireras de nouvelles circonstances positives et de nouvelles personnes positives.

N.B : Même si dans ce livre je ne préconise pas ce qui est dangereux je préfère te rappeler : Tu es responsable de ta santé. Tu prends la responsabilité de tout ce que tu appliques dans ce livre N'hésite pas à demander l'avis de ton médecin.

Première partie :

Augmenter son énergie sexuelle

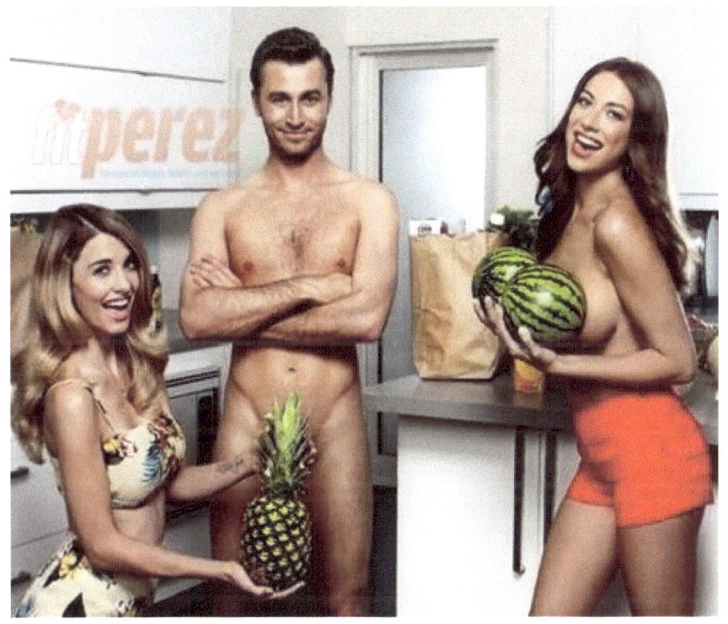

Chapitre 1 :

Evite Stress et pollution

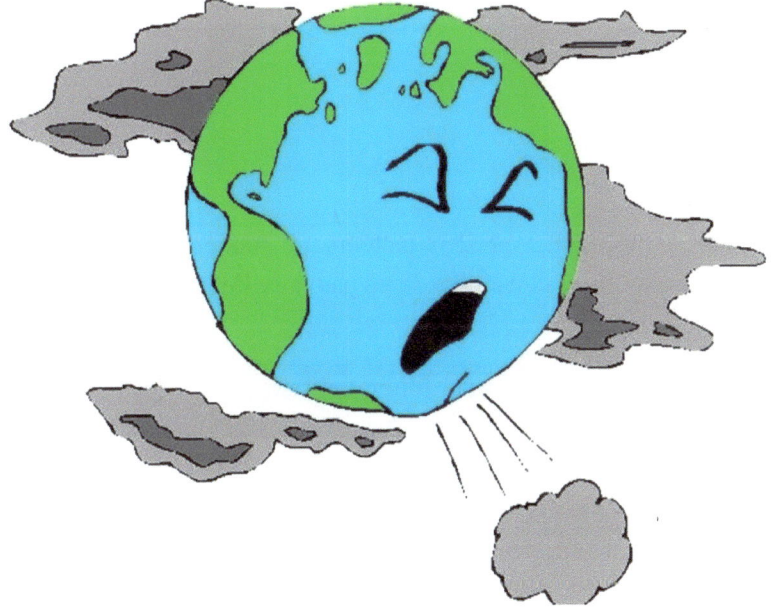

Le stress et la pollution sont deux facteurs qui peuvent diminuer ton énergie sexuelle .Il est conseiller de ne pas faire l'amour lorsque l'on est stressé.

Il existe plusieurs solutions pour lutter contre le stress : méditation, yoga, exercice physique et autres. Mais l'un des meilleurs moyens est le sommeil .Dormir peut recharger ton énergie sexuelle .Aujourd'hui beaucoup de médecins préconisent de dormir plus (8 à 9 heures de sommeil) et faire la sieste .Le Dalaî Lama a dit « la meilleure méditation est le sommeil » Etre un fêtard ou un veille tard peut vraiment endommager ton énergie sexuelle. Donc essaye d'être le plus stricte avec ton sommeille.

Par ailleurs, la pollution qu'elle soit de l'air ou des ondes électromagnétiques peut vraiment affecter ton corps et réduire ton niveau de testostérone. Des études scientifiques montrent qu'une meilleure qualité d'air prolonge la vie ; et tout ce qui prolonge la vie augmente l'énergie sexuelle .Si tu habites en ville, essaye d'aller au parc tous les jours pour 20 min au minimum et pendant les vacances va en campagne ou dans les montagnes afin de donner de l'énergie à ton corps.

Pour les ondes : ne met jamais ton téléphone allumé dans tes poches .Dans son livre « the four hour body » l'auteur Tim Ferriss raconte l'anecdote comment il a été choqué lorsque son sperme ne contenait pas de spermatozoïdes alors qu'il est une personne qui prend vraiment soin de son corps .Après recherche, il s'est rendu compte que c'était due au téléphone qu'il mettait dans ses poches (près des testicules). Deux semaine après avoir enlevé le téléphone de ses poches son sperme et redevenu normal. Mais le téléphone dans ton cartable ou autre, ou sinon tiens le dans ta main ou sinon dans ta veste (poche extérieure).

N'utilise que rarement les appareils branchés à la prise .Si tu travailles avec un ordinateur, utilise la batterie de l'ordinateur .Sinon au touchée, l'ordinateur branché émet un voltage très fort (environ 2 volt) ce qui te donne la sensation de fatigue après l'avoir utilisé .Ce voltage diminue aussi ton énergie sexuelle.

L'impact des ondes électromagnétiques, n'est pas encore totalement claire pour la communauté scientifique .Il se peut que cela diminue considérablement notre énergie sexuelle et que l'on ne sait pas encore .Par précaution, utilise les appareils avec la charge de la batterie.

.

Chapitre 2:

Evite les substances nocives

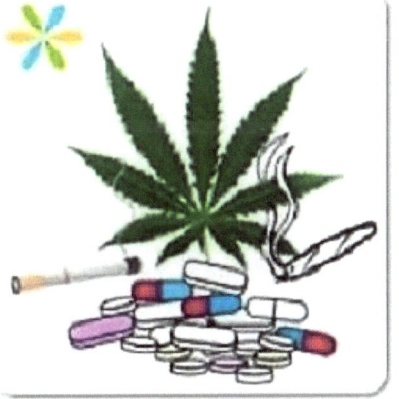

Par substances nocives, je pense essentiellement à la cigarette et à l'alcool, mais cela n'exclue pas toutes les autres substances : cannabis, drogues …

Concernant la cigarette, je ne vais pas dire grand-chose car les autorités sanitaires font le rappel constamment : la cigarette tue .Mais moi je vais rajouter que la cigarette diminue la force sexuelle .Autrement dit un acteur porno ne fume pas. Donc à toi de trouver un moyen pour arrêter la cigarette. Je peux t'aider si tu me contacte à mon email : nazeemnour@gmail.com .Mais déjà essaye d'appliquer tout ce qui est dans ce livre.

Il en est de même pour l'alcool. Dans son livre « change your brain change your body », docteur Amen demande d'éviter même le petit verre de vin le soir avec le diner. L'acteur de porno ne boit d'alcool non plus.

Il en est de même pour les autres substances .A éviter !

Chapitre 3 :

Une alimentation saine.

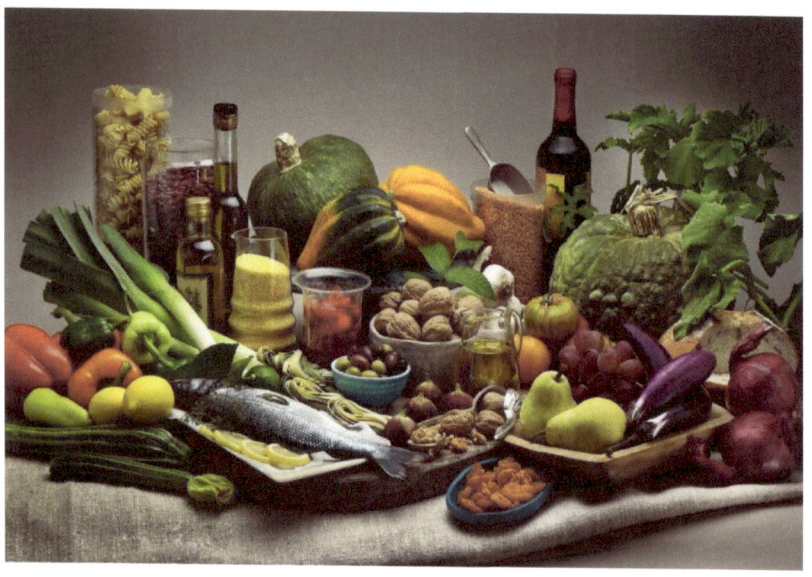

Je peux écrire un autre livre sur l'alimentation, tellement elle est importante pour avoir de l'énergie sexuelle et tellement il y'a des choses à dire.

Tout d'abord il y'a des aliments à éviter le maximum qui sont : le sucre, les farines blanche et le sel .Brian Tracy le grand guru du développement personnel les surnomme : les trois poisons .Et malheureusement ils sont présents partout. Ces trois aliments sont très mauvais pour l'énergie sexuelle.

Tu peux remplacer le sucre par : les fruits, le miel le sirop d'érable par exemple .Choisir des céréales complètes : riz complet, flocons d'avoines, orge.

Diminue ta consommation de blé et de tout ce qui est à base de blé .De plus en plus de médecins écrivent des livres sur les dégâts du blé dans le corps et le cerveau .Le blé fait grossir, diminue l'énergie sexuelle.

Pour le sel : choisir du sel non raffiné

Il faut aussi éviter les produits chimiques contenus dans certains aliments : conservateurs, colorants, aspartame, Les produits chimiques commençant par E puis trois chiffres (E333, E331 …)

Avec des céréales complètent, il est conseiller de manger beaucoup de légumes surtout les crudités : carottes, brocolis, chou (blanc rouge) épinard, radis …

Ajouter à cela un peu de protéine : viandes blanches ou poisson ou de la viande rouge.

Choisir une bonne huile : qui contient beaucoup d'Omega 3. Huile de colza pour la cuisson, et l'huile d'olive pour l'assaisonnement ou l'huile de coco .Evite l'huile de tournesol qui contient des omégas 6, pas bon !

La consommation d'huile est importante car elle augmente la testostérone chez les hommes (comme le préconise l'auteur Tim Ferriss).

La consommation quotidienne du café est à bannir aussi .Il faut le remplacer par le thé.

Si tu souffres de problèmes tels que l'éjaculation précoce, ou l'éjaculation nocturne fréquente (une à deux fois par semaine) impuissance etc. Je te conseil d'éliminer complètement les céréales de ton alimentation .et de te nourrir exclusivement de légumes et protéine et des lipides.

Les lipides ou graisses sont très bonnes pour augmenter l'énergie sexuelle et guérir de l'éjaculation précoce. Les lipides stimulent les hormones sexuelles.

Parmi les meilleures sources de lipides : L'huile d'olive, le beurre (de préférence bio), lait de coco, huile de coco, avocat …

Il est important de consommer une certaine quantité de ces lipides quotidiennement.

Même si l'on entend certains dire que les graisses sont mauvaises et qu'elles augmentent le cholestérol, il faut savoir que de plus en plus d'experts recommandent ces bonnes sources de lipides.

Bien sûr, il ne faut pas confondre les bon lipides (cités ci-dessus) et les mauvais lipides comme par exemple : l'huile de palme ; l'huile hydrogénée … que l'on trouve souvent dans l'alimentation industrielle.

L'idéal c'est de suivre un régime kétogénique (ketogenic diet) à base de lipides.

Par ailleurs, une consommation quotidienne de crudités favorise l'augmentation de l'énergie .Les légumes crus contiennent plus de vitamines et de minéraux !

Voici donc le régime de base d'un acteur de porno. Il ne s'agit pas de l'appliquer à la lettre mais il est préférable de l'appliquer la plupart du temps .Surtout il faut éviter les «trois poisons » !

Il existe aussi des compléments alimentaires qui peuvent booster ton énergie sexuelle. Tu peux les consommer de façon régulière, ou bien tu peux faire des cures de 1 mois, 2 mois, 3 mois ou plus. Tu peux en consommer juste avant de faire l'amour .Ces compléments sont :

_ L'ashwagandha : Plante venant de l'inde est réputée pour donner la « force du cheval » elle existe en poudre. L'ashwagandha est un aphrodisiaque, stimule la libido, lutte contre l'impuissance et l'éjaculation précoce .Bon pour les spermatozoïdes.

_ Le maca : c'est une plante médicinale que l'on trouve le plus souvent sous forme de poudre .C'est un excellent aphrodisiaque, stimule la virilité ; lutte contre disfonctionnement sexuel, l'impuissance, et l'érection difficile

_Le ginseng : Racine qui stimule la virilité, tonique général, augmente la confiance en soi .Lutte contre l'impuissance sexuelle.

_ Le tribulus terrestris : très puissante pour son action sur la testostérone .Augmente l'endurance, augmente la force physique (prise de muscle) agit sur la fertilité.

_ La gelée royale : redonne la force, l'énergie et la vitalité, combat l'impuissance et la frigidité

_le pollen : Le plus souvent sous forme de graines, le pollen est un fortifiant naturel, augmente la vitalité, lutte contre la fatigue et active le processus de spermatogenèse dans les testicules.

Il existe d'autres moyens pour augmenter l'énergie sexuelle tels : le gingembre ; rhodiola ; cannelle ; goji ; guarana ; mandragore.

Il est préférable de les essayer tous (un par un), si possible, puis de voir celui qui donne le plus d'énergie et le plus de bien-être. Tu trouveras des conseils d'utilisation dans les magasins spécialisé

Chapitre 4 :

L'exercice physique

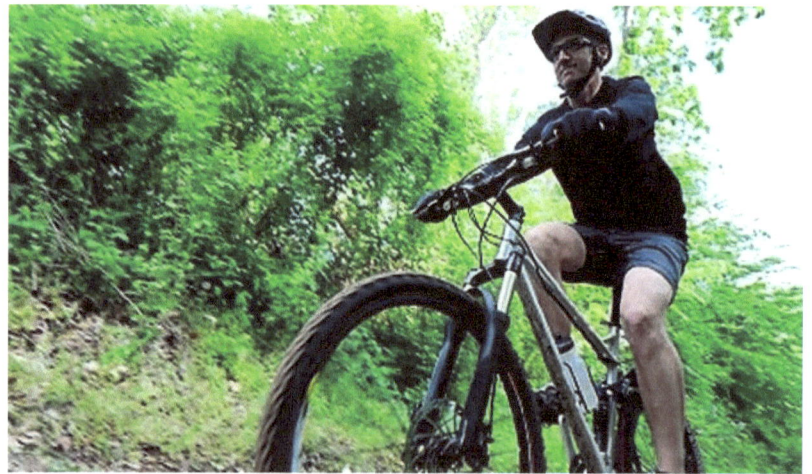

Le sport peut augmenter ta force sexuelle comme il peut la diminuer .Tout dépend quel sport tu pratiques et de quelle façon. Mon conseil est de choisir d'abord un sport que l'on aime, ça peut être la partie de football le weekend, les trois séances de yoga la semaine ou les séances de musculations. Le plus important c'est de se sentir en forme à la fin de la séance. L'activité physique permet la sécrétion de la dopamine (hormone du bonheur, joie) dans le cerveau .Si on ne se sent pas cette joie ou ce plus d'énergie à la fin de la séance alors cela signifie que soit on en fait trop soit on ne fait pas la bonne activité.

Dans l'optique du programme de ce livre, il est recommandé de faire une activité physique au moins deux fois par semaine .La durée d'une séance peut être de 7 à 30 min (séance intense avec 15 à 45 secondes de pauses). Il est préférable de combiner de l'aérobic et de l'anaérobique autrement dit du cardio (courir par exemple) avec de la musculation (des pompes par exemple). La musculation au poids du corps peut être un exercice pour augmenter l'énergie sexuelle : pompes, burpees, mountain climber….

Par ailleurs l'endroit où tu fais ta séance de sport est très important .Par exemple une séance en montagne est meilleure qu'une séance dans une salle en ville, et cela parce que la qualité de l'air en montagne est meilleure .Donc je te recommande de t'entrainer en plein air dans un parc, près d'une forêt … pour avoir de l'air frais .Cela va sans dire qu'il faut bien respirer pendant les exercices.

Si tu aimes de la musculation je te conseille trois exercices, qui sont les meilleurs pour augmenter ton énergie, augmenter ta libido et retrouver un corps idéal :

_Le soulever-terre appelé aussi Dead lift te permet de travailler tous les muscle du corps y compris les muscles du dos. Excellent exercice pour perdre du poids et renforcer le corps.

_ Le développer-coucher : Exercice qui a beaucoup de succès dans les salles de sports .Permet de travailler toute la partie haute du corps (pectoraux, épaules, bras)

_Le squat Très bon exercice pour travailler les jambes et la ceinture abdominale

Essaye de travailler ces exercices deux fois par semaines pour avoir des résultats. Tu trouveras des vidéos qui t'expliquent comment les faire correctement.

Autre exercice : le stretching (étirement) .Même si tu ne peux pas faire une séance de sport, fait du stretching ça fait toujours du bien, renforce le corps et aide à perdre du poids.

Chapitre 5 :

Earthing !

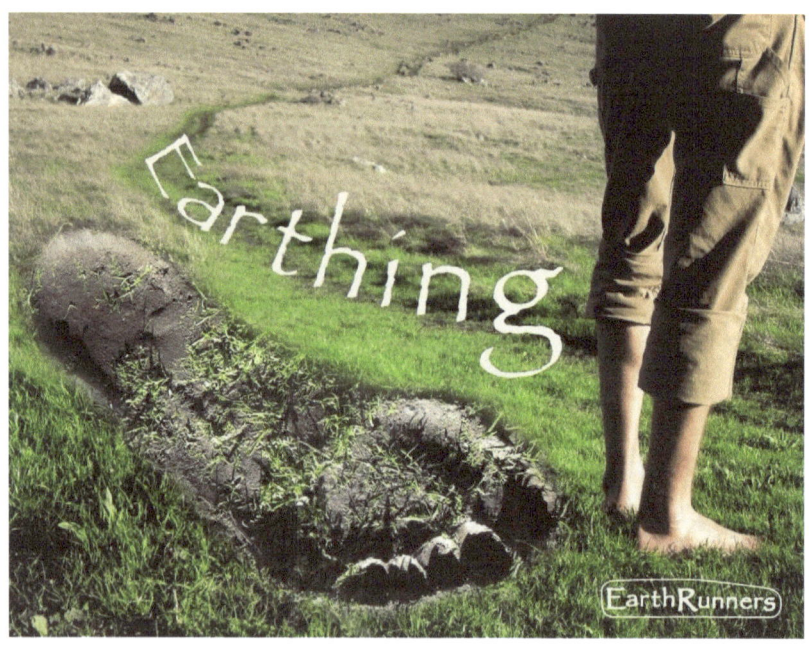

Earthing, qu'est-ce que cela signifie ?

Earthing, c'est tout simplement poser les pieds (nus) sur la terre, ou bien être en contact direct avec la terre. Se connecter à la terre. Ce concept a été découvert récemment aux Etats-Unis ; scientifiquement il a été prouvé que la terre possède de l'énergie et quand on touche la terre, cette énergie entre dans le corps et permet de le réparer, soigner, augmenter l'énergie …

Dr Rossi, dans le livre « sex life of the foot and shoe », dit que dans les pieds on trouve des nerfs liés avec les organes reproducteurs. Plus tu pratiques le Earthing et plus ta libido augmente.

Pour pratiquer le Earthing, Je te conseil d'aller dans ton jardin ou dans le parc le plus proche de chez toi (quand il ne fait pas très froids) et de poser tes pieds par terre (sans les chaussures, ni les chaussettes) .tu pourras même ressentir l'énergie de la terre envahir tout ton corps (c'est une belle sensation).

La pratique quotidienne du earthing pendant 20min voir plus peut entrainer une augmentation significative de l'énergie sexuelle. Cette pratique est vraiment importante si tu veux jouir d'une sexualité active pendant de longues années.

Il existe un seul livre « earthing » que tu peux consulter pour plus d'information .Ce sujet est très vaste et je ne peux tout détailler dans ce livre.

Chapitre 6 :

Contrôle des dépenses énergétiques.

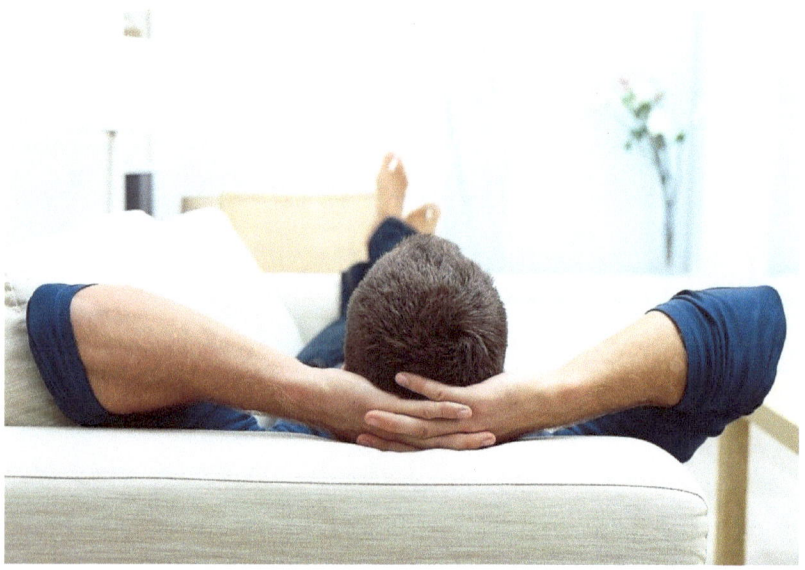

L'énergie est comme de l'argent plus tu économises et plus tu es « riche » en énergie sexuelle. Si tu passes la journée à travailler avec acharnement (travail physique ou intellectuel), le soir tu rentres à la maison tu allumes la télé que tu regardes pendant deux ou trois heures, tu fatigues ton esprit puis tu manges un grand repas le soir, qui fatigue la digestion, ensuite tu fais l'amour avec ta partenaire alors tu auras épuisé beaucoup d'énergie.

Si tu fais ça pendant 330 jours dans l'année alors ne t'étonnes pas si tu commences à avoir des troubles de l'érection ou di tu souffres de l'impuissance, ou de l'éjaculation précoce ….Ces problèmes ne sont que le message de ton corps qui signifie que tu as épuisé ton énergie.

Tout dépend du corps de chacun .Il faut te connaître , connaître ton corps et tes limites et il faut veiller à les respecter au maximum .Aujourd'hui nous vivons dans un monde où tout est fait pour perdre de l'énergie .Nous travaillons de plus en plus .Nous mangeons de plus en plus est de la mauvaise nourriture (si on ne fait pas attention) .Il y'a trop de pollution .Trop de divertissement (cinéma , bars , internet …) .Notre corps et notre esprit n'a pas le temps de se reposer . Pour cela il existe plus de problèmes de santé.

Donc il faut bien gérer tes efforts et tes dépenses énergétiques :

_Prises de pauses régulières au cours de la journée .5 à 10 minutes environ à chaque heure.

_Bien se reposer le week-end

_Bien dormir la nuit .Entre 8 et 9 heures de sommeil.

_ Prendre des vacances reposante .Choisir une destination ou on peut se relaxer et profiter de la nature.

_ Ne pas abuser son énergie sexuelle. Éviter d'éjaculer quotidiennement tant que tu n'as appris la technique de contrôle de l'éjaculation.

Le repos augmente l'énergie sexuelle, à ne pas négliger !

Deuxième partie :

Technique de contrôle de l'éjaculation.

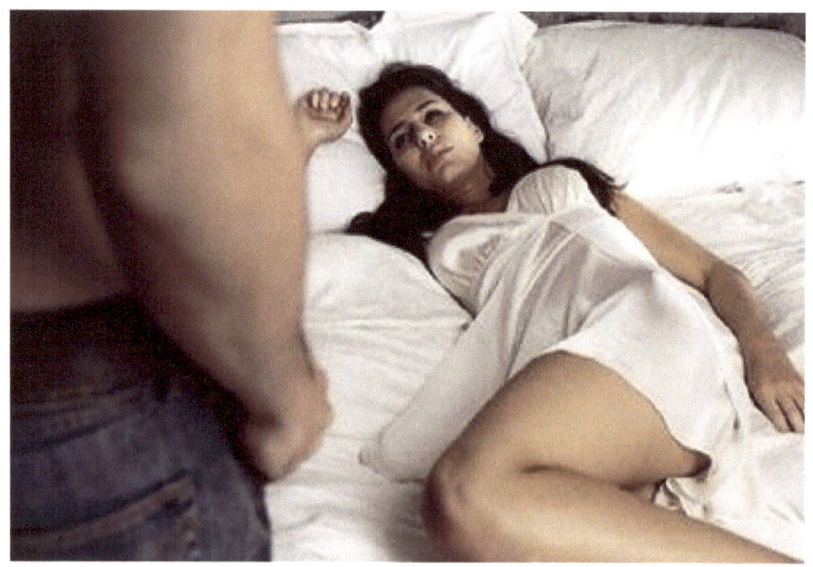

Il existe un muscle appelé le muscle PC qui se trouve entre tes testicules et ton anus .Ce muscle lorsqu'il est contracté il permet de contrôler non seulement le flux d'urine mais aussi l'éjaculation. Il faut savoir qu'à chaque fois que tu éjacules, ce muscle PC se dilate et s'affaiblit, Ce qui provoque des pertes énergétiques à ce niveau-là.

Pour reconnaitre ce muscle, il suffit d'uriner puis d'essayer de stopper ton urine. Ton urine est stoppée avec le muscle PC.

Une fois que tu as reconnu ce muscle .tu vas par la suite faire un seul exercice (avec plusieurs variantes).L'exercice consiste tout simplement à contracter et contracter et encore contracter ce muscle. Au début, cela peut sembler difficile mais après les choses vont être beaucoup plus simple ; surtout il ne faut pas oublier que tu pourras faire l'amour comme tu le souhaites !

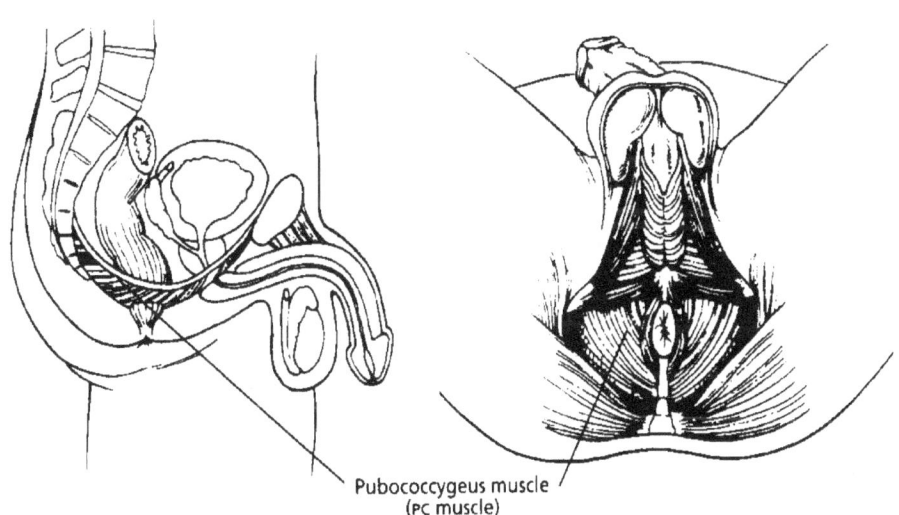

Pubococcygeus muscle
(PC muscle)

Tu vas traverser plusieurs étapes :

Etape 1 : Contractions en position debout.

Lorsque tu auras bien reconnu ton muscle PC, tu pourras commencer à faire les exercices de contractions .Au début tu dois te mettre debout et être bien concentrer parce que ton muscle est faible, et il te faudra faire des efforts pour le contracter .C'est normal que ce soit un peu difficile au début mais par la suite tu seras beaucoup plus à l'aise.

Tu dois varier les contractions à chaque séance .Voici les différentes variations

_ contraction/relâchement immédiat : la contraction ne dure qu'une seconde .Le but est de faire le maximum de contraction en un temps donné

_contraction de 5 à 10 secondes : maintien la contraction pendant 5 à 10 seconde

_contraction de 1 à 2 minutes : pareil maintenir la contraction pendant 1 à 2 minutes

_Contraction longue : Pour les contractions longues, elles peuvent durer 5 minutes, 10 minutes …ou plus .Tu ressentiras soit une sorte de brulure (pas méchant), soit un petit tremblement des jambes.

 Une séance de 10 minutes/jour peut donner des résultats satisfaisants et te permettra de passer à l'étape suivante.

Etape 2 : contraction en n'importe quelle position

Après un certain temps (quelques semaines environ), tu seras beaucoup plus à l'aise et ton muscle PC sera plus costaud .TU n'auras plus besoin de te mettre debout pour faire les contractions, tu pourras les faire dans n'importe quelle position : assis, couché …Tu pourras regarder la télé en faisant les exercices, comme ça tu ne perdras plus ton temps

Etape 3 : Contraction en mouvement

Le passage de la 2ème étape à la 3ème étape peut se faire très rapidement .Tu pourras marcher en contractant ton muscle PC .Et même avoir une conversation en maintenant la contraction.

Etape 4 : Contraction avec le pénis en érection

La contraction avec un pénis en érection est difficile par rapport à un pénis flasque .Tu dois t'entrainer aussi avec un pénis en érection .Tu devras contracter ton muscle PC avec plus de force.

Lors de cette étape, tu devras peut-être revenir à la position debout pour avoir une meilleure maitrise de tes contractions.

Pour les étapes 2 à 4 il n'y a pas de limite de temps .Tu peux faire les exercices non-stop .Tu peux faire les étapes une par une ou les faire simultanément. Tout dépend de ton engagement à faire les exercices

Etape 5 : Contraction pendant l'acte de l'amour.

C'est la dernière étape est la plus difficile .L'entrainement te permettra de contrôler ton éjaculation comme tu le voudras !

ATTENTION : Lorsque tu auras appris à contrôler ton éjaculation, il est préférable que tu éjacules de temps en temps, pour ne pas mettre trop de pression sur la prostate. Ne pas dépasser trois sans éjaculer.

Conclusion

Lorsque tu commences à appliquer cette méthode il te faudra attendre environ trois mois (voire plus) pour commencer à avoir des résultats .Ceci est une estimation, tu pourras même avoir des résultats au bout de deux mois.

La première partie est aussi importante que la deuxième, Il faut toujours veiller à augmenter l'énergie sexuelle.

Ne te précipite pas pour faire l'amour avant d'avoir bien maitrisé ton muscle PC, surtout l'étape 4 avec le pénis en érection parce que pendant l'acte de l'amour, tu auras tellement de distraction que tu perds un peu la maitrise de ton corps.

Bon courage !